# RELATION

## HISTORIQUE ET MÉDICALE

de la mort de S. A. R.

# Mgr. LE DUC D'ORLÉANS,

PRINCE ROYAL;

PAR LE DOCTEUR F. BOMMY.

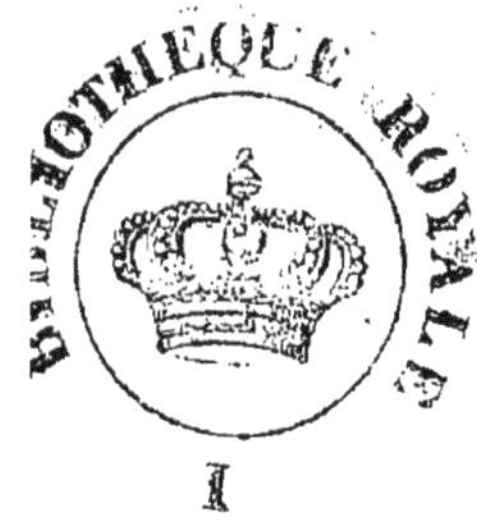


PARIS

FELIX LOCQUIN, IMPRIMEUR,
16, RUE N.-D.-DES-VICTOIRES.

—

1842

# RELATION

## HISTORIQUE ET MÉDICALE

### DE LA MORT

# DE Mgr. LE DUC D'ORLÉANS,

**Par le docteur F. BOMMY *.**

Il est des larmes pour tous ceux qui meurent, le plus humble tombeau en est arrosé; mais quand un Prince jeune, aimé de la nation sur laquelle il devait régner un jour, est enlevé à un si brillant avenir, c'est un deuil général, une douleur publique. Celui qui était l'espérance de la nouvelle génération, qui aurait compris ses idées, ses besoins, est mort près du château de son père, dans une cabane, après s'être brisé le crâne sur les pavés d'une grande route.

* Les journaux, mal informés, ont commis une double erreur à mon égard, d'abord en écrivant mal mon nom, ensuite en me citant comme médecin des environs, tandis que je pratique à Paris.

Témoin de ce sanglant spectacle, je veux ajouter un trait au douloureux tableau qu'on en a déjà tracé.

J'étais au bois de Boulogne quand eut lieu le fatal accident, et c'est environ une demi-heure après qu'arrivé sur les lieux et dans la maison où était le Prince, j'assistai et concourus comme médecin aux soins qui lui furent donnés.

Le duc d'Orléans allait de Paris à Neuilly, seul, dans un cabriolet à quatre roues attelé à la Daumont. Comme au lieu de suivre la route qui conduit au château de Villiers, le postillon avait pris celle dite la vieille route de Neuilly, son cheval porteur, contrarié de ne pas suivre sa route ordinaire, se mit à ruer ; il était attelé court, le palonnier lui frappa sur les jarrets, ce qui l'anima davantage et fit qu'il commença à s'enlever. Le cheval sous main restait calme quoique entraîné par l'autre. Alors le Prince se leva et s'écria : « Tu n'es plus maître de tes chevaux ! — Non, Monseigneur, répond le postillon, mais je les dirige encore. » Déjà quelques personnes, sur la route, avaient remarqué la rapidité de la voiture et combien les chevaux étaient animés ; elles n'avaient pas reconnu le duc d'Orléans, qui était en uniforme de lieutenant-général. Deux cents pas plus loin, environ, le Prince se leva encore et dit : « Tu ne peux donc pas les retenir? — Non, Monseigneur, » lui répondit son postillon. C'est alors que la fatale chute eut lieu : fut-elle occasionnée par une secousse qui lança le Prince qui était debout, hors de sa voiture? ou, confiant en son adresse et en son agilité, sauta-t-il en bas?

Quelques secondes après, le postillon, qui s'était rendu maître de ses chevaux, les avait arrêtés et venait se mettre à la disposition du Prince que déjà l'on avait relevé privé de sentiment et de mouvement. Deux gendarmes, un ouvrier et l'homme dans la maison duquel il fut transporté, le tenaient dans leurs bras.

Cette maison, située à peu de distance du lieu de l'accident, porte pour enseigne *Commerce d'Epicerie*; elle se compose d'une première pièce à usage de boutique, éclairée sur la route par une porte vitrée et deux fenêtres; à droite, est une porte cochère s'ouvrant sur la cour de cette maison. Cette boutique était meublée d'un comptoir, d'une table, de quelques chaises et de rayons ou tiroirs où était la marchandise. Des chandelles, du fil, du ruban, quelques flacons d'eau-de-vie et liqueurs, quelques brocs et des balances sur le comptoir composaient le fonds de ce modeste établissement. En face la porte de la rue, au fond de la boutique, se trouvait l'escalier en bois conduisant à l'étage supérieur; en face de lui et à droite était une porte donnant dans la cour. Une autre porte contiguë à celle-ci, mais formant un angle droit avec elle, servait de communication de la première à la seconde pièce, celle où fut placé le Prince; elle était éclairée par une fenêtre donnant sur la cour. Un poêle en faïence blanche en occupait le centre; son tuyau allait se perdre dans la cheminée située au fond, et faisant face à la fenêtre; des tables qu'on avait mis autour des murs, des tabourets dessous, un buffet bas à gauche du foyer, telle était la pièce où fut déposé le royal mourant. Une porte faisant face à celle d'entrée donnait dans un troisième appartement qui, comme la boutique, avait aussi une porte de sortie sur la cour.

C'est dans la pièce du milieu que fut placé le prince; on l'étendit sur deux matelas posés à terre; sa figure était tournée vers la fenêtre, sa tête était soutenue par des oreillers, et les matelas placés de l'autre côté du poêle s'étendaient jusqu'à la porte qui communiquait avec la troisième pièce, celle du fond. L'espace compris entre le pied de ce lit et la croisée donnant sur la cour, était resté libre, ainsi que le côté droit ; le gauche étant appuyé contre les pieds d'une table adossée au mur du fond. La tête du lit n'avait aucun point d'appui, et, comme les deux autres côtés, était isolée.

Après avoir ôté au prince son uniforme et ses vêtements, on se livra à l'examen le plus attentif ; aucune fracture, aucune luxation ne fut reconnue ni dans les membres, ni sur le crâne. Car les fractures du crâne de ce genre sont plutôt des fêlures que des fractures. Les fragments des os fracturés restent en rapport, maintenus en place par les parties molles extérieures ; il n'y avait ni enfoncement, ni chevauchement ; les fragments ne pouvaient donc ni se déplacer, ni faire entendre le bruit que l'on appelle crépitation, et qui est le signe certain de toute fracture ; en un mot, les parties fracturées étaient restées en rapport comme les morceaux d'un vase qui n'est que fêlé sans séparation de ses fragments.

Quelques contusions et de légères excoriations seules existaient, l'une située à la tempe du côté droit, et s'étendant un peu vers la joue, remontait de l'angle externe de l'œil vers la naissance des cheveux et se dirigeait un peu en arrière du côté de l'oreille. Sa forme était irrégulière, son étendue de la grandeur d'une pièce de trente sous ; elle laissait apercevoir quelques égratignures comme celles qui résultent d'une chute sur du sable. Une autre excoriation existait à la partie interne du genou gauche sur la partie saillante formée par le condyle interne du fémur. Cette excoriation de la peau était d'une étendue un peu plus considérable que celle de la tempe, et d'une forme plus circulaire. Comme la première, elle offrait quelques égratignures; l'épiderme seul était enlevé et un peu rouge, mais sans aucune trace d'épanchement sanguin.

Sur la face dorsale de la main gauche, près l'articulation des doigts indicateur et médius avec le deuxième et troisième os du métacarpe, existait une tumeur sanguine à base assez large, de la grosseur du tiers d'un œuf, molle au toucher, d'une teinte violette qui allait en dégradant insensiblement du centre à la circonférence. Il existait en outre à la lèvre supérieure à sa partie moyenne des traces d'ecchymose avec un peu de gonflement, la peau et la lèvre avaient une teinte légèrement violette, et c'est surtout vers la fin de la vie que cette couleur devient plus sensible et le gonflement plus prononcé.

Après avoir reconnu ces lésions extérieures qui n'offraient aucune gravité en rapport avec celle des symptômes observés, on n'hésita pas à les attribuer à une commotion violente du cerveau avec hémorrhagie dans l'intérieur de la boîte du crâne par rupture des vaisseaux de cet organe et, peut être par la déchirure des fibres de l'organe lui-même. Car pour nous qui avons observé ce triste spectacle tantôt avec les yeux secs du médecin qui doit chercher froidement dans les symptômes la voix de l'organe qui se plaint, et tantôt avec les yeux humides d'un fils aimé qui pense à sa mère, et qui comprend les angoisses et la douleur de cette reine, le modèle des mères comme elle en est la première, nous avons observé, dis-je, deux ordres de symptômes bien distincts; je veux parler des symptômes de commotion et des symptômes de compression hémorrhagique, qui tous deux furent assez tranchés pour qu'on ait pu les distinguer.

Une saignée fut pratiquée au bras droit, on ôta environ un demi-kilo de sang. Comme le prince n'avait aucun sentiment de son état, on lui lança de l'eau froide à la figure ; il n'y fut pas plus sensible qu'au vinaigre et à l'éther qu'on lui fit respirer. On eut ensuite recours à une application de sangsues derrière les oreilles, au niveau des apophyses mastoïdes, tandis que des sinapismes étaient appliqués aux extrémités inférieures, afin de produire une révulsion vers ces parties, et qu'on pratiquait des frictions sèches à la peau pour y appeler le sang. C'est après cette saignée que le prince vomit quelques aliments non encore digérés, et qu'il prononça en allemand quelques mots inintelligibles.

Pendant ce temps, la nouvelle avait été portée à Neuilly, la reine partit de suite à pied et le roi la suivit, les voitures qui devaient conduire le roi à Paris n'étant pas encore prêtes les rejoignirent en route et LL. MM. y montèrent à côté de madame Adélaïde et de la princesse Clémentine. A leur arrivée près de ce fils qui déjà ne pouvait plus les reconnaître ni entendre la voix de sa mère, toute cette famille éplorée ne préjugeant que trop le malheur qui allait la frapper, se livra aux sentiments de la plus vive douleur. Le roi seul, sublime de résignation, trouva encore assez de force et de vertu pour prodiguer des encouragements, et donner à la reine un espoir que peut-être il a perdu lui-même.

Après ce premier moment donné à la douleur, la famille royale s'assit aux pieds du prince; le roi qui était en habit de ville, se plaça à la porte de séparation de cette pièce d'avec celle du fond ; à sa gauche et dans l'ordre suivant étaient assis en demi-cercle et au pied du lit, la reine, Madame Adelaïde et la princesse Clémentine, et nous agenouillés près de notre royal malade, nous étions occupés à lui prodiguer nos soins. Nous lui frictionnions le corps et les membres avec de l'éther et de l'ammoniaque, nous le couvrions de serviettes chaudes, cherchant ainsi à retenir une vie si précieuse qu'à chaque instant nous voyons s'éteindre. Le pouls était toujours petit et filiforme, la respiration s'embarrassait, devenait fréquente et stertoreuse, quelques personnes purent croire qu'un épanchement se faisait dans l'intérieur de la poitrine; mais j'attribuai ce symptôme à la seule lésion du nerf pneumo-gastrique, nerf dont la fonction est de présider à la respiration. Le roi, dont le regard inquiet et scrutateur interrogeait notre pensée, nous demandait souvent, Messieurs, à quoi en est le pouls; notre réponse fut constamment la même : Sire, il est bien petit et ne se relève pas.

Les ministres qui étaient réunis aux Tuileries pour le conseil que devait présider sa majesté, ayant appris cette triste nouvelle, s'étaient empressés de se rendre près du roi. M. le maréchal Gérard, M. le préfet de police et M. le général Dariule, étaient aussi arrivés sur les lieux; les ministres se placèrent derrière le roi, dans la troisième pièce, tandis que les autres personnes, les aides de camp et officiers d'ordonnance de sa majesté restaient dans la boutique, concourant avec le plus grand zèle à faire préparer tout ce dont avait besoin notre royal malade.

Vers deux heures se manifestèrent quelques mouvements désordonnés dans les membres, surtout dans les supérieurs qui se ployaient et s'étendaient brusquement, les inférieurs étaient aussi le siège de mouvements convulsifs. Bientôt cet état s'aggrava, la respiration devint plus fréquente et plus embarrassée, les dents fortement serrées et contractées faisaient entendre un grincement assez fort; bientôt une convulsion tétanique eut lieu; le prince s'arcboutant d'un côté sur la partie postérieure de la tête, et de l'autre sur les talons, se dressa avec force, faisant ainsi décrire à tout son corps un arc de cercle très prononcé en arrière. Cet état ne dura pas longtemps; cependant la contraction des mâchoires persistant toujours, je ne pus séparer assez les dents pour y introduire un peu d'eau sucrée avec de l'éther. Le prince les avait belles, égales et bien rangées, laissant entre elles, surtout sur les côtés, un espace assez prononcé pour me permettre d'introduire par là quelques gouttes d'eau sucrée.

Bientôt après survint un tremblement nerveux de tout le corps, semblable à un fort accès de fièvre; les dents s'entrechoquaient les unes contre les autres, et tout le corps était ébranlé. Cet état ne dura que quelques minutes; M. Pasquier fils, chirurgien du prince, qui venait d'arriver, nous dit avoir déjà observé un état nerveux semblable à Mascara; pour moi le premier groupe de symptômes dépendait de la violence de la commotion, car il ne faut pas oublier la rapidité avec laquelle marchait la voiture, et combien a dû être grande la force de projection, si on la multiplie par la vitesse.

Pendant cette crise, que nous crûmes être la dernière, la douleur et les sanglots de la famille royale redoublèrent: le roi consterné nous demandait sans cesse: « Mais qu'est-ce que cela veut dire? » La reine et les princesses se mirent à genoux autour de ce malheureux prince; cette mère douloureuse spectatrice de l'agonie de son fils mourant, demandait au ciel de lui enlever la vie et de la conserver à celui qui fut sa gloire et sa joie. C'est à ce moment que la reine réclama les secours que la religion prodigue à ses enfants mourants, pieuse consolation pour la famille qui espère un monde meilleur, et qui croit que celui qu'elle perd aujourd'hui l'y précède pour l'attendre. M. le curé de Neuilly administra le prince, et après une courte exhortation faite à haute voix, il récita les prières des agonisants. Tous le cœur brisé par cette scène de douleur, nous unissions nos larmes à celle de cette famille éplorée. Unis de cœur et d'affection au prince qu'elle perdait, il nous semblait que nous pleurions un frère, car il faudrait n'avoir jamais connu l'amour si tendre d'une mère, ou ne pas l'aimer, pour rester insensible à un pareil spectacle; nous surtout, qui avons été couronné dans nos premiers succès de collège par la main du prince que nous pleurons; nous qui l'avons vu si souvent au château d'Eu s'y livrer avec tant de bonheur à tous les plaisirs d'un écolier; nous qui nous rappelons ses excursions et ses promenades à âne aux environs du château; nous, qui maintes fois l'avons vu revenir mouillé, crotté ou couvert de poussière, gai et rieur comme un collégien, frappant de son fouet les lentes montures de ses frères ou de ses camarades qui venaient partager ces jeux pendant les vacances; enfant, nous avons vu ses joies et son bonheur, son insouciante gaîté, son exquise politesse, un gracieux sourire accompagnait toujours le salut qu'il nous rendait. En rentrant, nous étions fier de dire à nos parents: j'ai rencontré le prince, je l'ai salué, il me l'a rendu; déjà nos cœurs étaient à lui, et que de fois nous nous sommes dérangé de notre route, et avons hâté le pas pour le plaisir de le voir et de le saluer. Alors, pour nous c'était du bonheur; aujourd'hui, c'est un pieux souvenir dont nous conserverons le culte. Il est encore pour nous une autre relique précieuse: c'est un vêtement imprégné de ce sang royal. Couronné par lui de mon premier laurier, étais-je donc destiné à lui couvrir le front du suprême linceul!

. . . . . . . . . . . . . . . . . . . . . . . . . . . .

C'est en ce moment qu'arrivèrent la duchesse de Nemours que le roi avait fait demander et qui était restée à

Neuilly, le duc d'Aumale en petit uniforme de colonel, et le duc de Montpensier en habit de ville, l'un venant de Courbevoie, l'autre de Vincennes.

Après la cérémonie religieuse, M. Pasquier fils reprit le traitement énergique qu'il avait mis en usage tout en arrivant; il continua sur le corps et les membres l'usage des ventouses sèches et scarifiées. Des verres ordinaires, de l'étoupe allumée, tel était l'appareil dont nous nous servîmes, les scarifications faites avec le bistouri étaient assez profondes et donnaient beaucoup de sang. Aussitôt le caillot formé, M. Pasquier enlevait le verre, et moi j'épongeais la place avec de l'eau tiède, pendant qu'on lui donnait un verre avec de l'étoupe enflammée qu'il réappliquait sur le lieu nettoyé. J'estime à une livre et demie deux livres la quantité de sang retiré par ce moyen, le nombre des ventouses scarifiées à dix ou douze. Quant aux ventouses sèches, le nombre en est très considérable, toute la poitrine, le ventre, les hypochondres, les bras, les cuisses, les jambes en furent entièrement couvertes : tous pendant près d'une heure nous ne fûmes occupés qu'à cela. Je remarquai par moment des contractions tétaniques tellement fortes dans les muscles des cuisses, que la peau ne montait pas dans la cloche à ventouse, et que c'était comme si on l'eût appliquée sur une table de marbre. Des contractions de même nature existèrent aussi dans les doigts des pieds, les muscles extenseurs des orteils se contractaient violemment et les tiraient fortement en arrière, l'articulation du pied avec la jambe était parfois tellement contracté et fléchie qu'il m'était presque impossible de l'étendre.

M. Pasquier père nous fit faire des frictions avec de l'acide acétique et de l'ammoniaque, on remit des sinaspismes aux membres inférieurs et des serviettes chaudes sur tout le corps. Du sable très fortement chauffé et enfermé dans des serviettes était constamment entretenus aux pieds ou par sa vive chaleur, il détermina des brûlures au second degré, brûlure avec cloche. Jamais malgré ces moyens la sensibilité ne parut revenir. Pendant un instant nous attendons l'effet de cette médication, le pouls continue de faiblir, la face se décolore, les membres sont dans la résolution la plus complète, ce groupe de symptômes annoncent que l'hémorrhagie continue. La Reine, à genoux aux pieds de son fils mourant, prie tenant en ses mains le christ qu'elle porte avec elle; bientôt elle vient le faire embrasser à celui qu'elle va perdre, et le dépose ensuite sur sa poitrine.

A trois heures et demie le prince respire encore, mais déjà ses lèvres sont glacées, sa pupille est fixe et dilatée surtout du côté droit. Un nuage commence à couvrir ses yeux entr'ouverts, le pouls est à peine sensible et très petit, la bouche légèrement ouverte sans contraction laisse apercevoir la membrane muqueuse pâle et décolorée; la respiration courte et fréquente donne trente-huit à quarante inspirations par minute, et ne laisse entendre aucun râle; la sécrétion des glandes buccales paraît considérablement diminuée, ce qui fait que toutes ces parties n'offrent presque plus d'humidité; l'état de prostration continue, mais bientôt la respiration se ralentit, les inspirations deviennent de moins en moins fréquentes.

Tous immobiles et dans l'anxiété de l'attente, nous n'espérons plus, et le sentiment de douleur peint sur nos visages laisse trop voir notre intime pensée.

A quatre heures moins quelques minutes M. le docteur Blandin arriva, et M. Pasquier fils allant à sa rencontre lui expliqua brièvement l'état extrême où était le prince; ces messieurs s'approchèrent et s'agenouillèrent près du royal mourant. Le docteur Blandin ne sentant plus les battements de l'artère radiale, chercha en remontant vers le cœur quelques vestiges de circulation qu'il ne découvrit ni dans l'artère axillaire, ni dans la sous-clavière, ni dans la carotide externe. La respiration qui allait toujours en se ralentissant, n'existait plus qu'à de longs intervalles, et bientôt une inspiration plus longue, plus lourde que les autres et qui laissa un léger temps d'arrêt entre l'expiration, fut le dernier signe de cette vie qui venait de s'éteindre.... Le prince royal avait cessé d'être!

Alors tous les assistants fondent en pleurs. Cette Reine, cette mère, témoin de l'agonie du premier-né de sa race, accablée par la douleur, se précipita vers ce fils bien-aimé qui lui donna tant de joie, et le couvrit de ses baisers et de ses larmes; ce père, si sublime dans sa douleur, cette noble famille, si cruellement frappée dans ses affections les plus chères, vinrent tour à tour embrasser ce noble front. On n'entendait que des gémissements et des sanglots, la douleur de la royale famille était partagée par tous ceux qui étaient présents.

Cette reine, que la religion console réclama du prêtre le *De profundis* pour l'ame du fils qui n'est plus. Le roi qui a compris combien ce spectacle déchirant est pénible et douloureux pour le cœur maternel, entraîne la reine dans la pièce d'entrée, aidé dans ses efforts par ses deux fils qui en embrassant leur mère lui prodiguent les marques de la plus vive tendresse.

Après la sortie de la famille Royale de ce lieu de douleur, nous ôtames entièrement ce qui restait encore des vêtements du prince; son pantalon rouge à bande qui avait été coupé sur les côtés, était roulé sous lui; sa chemise que nous avons déchirée était imprégnée du sang des ventouses et des sangsues, son corps en était souillé ainsi que des cataplasmes et sinapismes dont il avait été couvert. Nous le lavâmes avec de l'eau tiède pour le débarrasser de ces souillures et un drap blanc dont nous le recouvrîmes fut son premier linceul. Enlevé du matelas sur lequel il avait expiré, nous portâmes ce triste fardeau dans nos bras jusque dans la cour, où un brancard préparé d'avance ne devait recevoir qu'un cadavre.

Le corps fut transporté par la pièce du fond qui avait une sortie sur la cour, évitant ainsi de passer par la première pièce où la famille éplorée s'était retirée.

Quand le prince fut posé sur le brancard une serviette me servit à voiler sa figure, dont les traits avaient conservé une harmonie parfaite. Aucune contraction ne paraissait en avoir déformé les lignes. Le prince portait les cheveux courts et n'avait conservé de sa barbe que les moustaches qu'il portait coupées en brosse au niveau de la lèvre supérieure. Le brancard recouvert de draps blancs soutenu par quatre montants en bois réunis par des traverses sortit par la porte cochère servant d'entrée à la cour de la maison. Tout le cortège se mit en marche se dirigeant vers Neuilly, la foule, triste et silencieuse bordant les deux côtés de la route, un bataillon du 17e léger formait la haie et servit d'escorte au prince auquel l'unissait jadis une confraternité de gloire conquise ensemble dans trois campagnes en Afrique.

Au devant du brancard et conduisant le deuil marchait M. le lieutenant général baron Athalin. Le roi suivait derrière la tête découverte donnant le bras à la reine dont les forces paraissaient épuisées par l'excès de la douleur; de l'autre côté monseigneur le duc d'Aumale soutenait les pas mal affermis de sa mère. Madame Adélaïde, la princesse Clémentine, le duc de Montpensier, madame la duchesse de Nemours, suivaient en pleurant le corps du malheureux prince ; venaient en suite les ministres, M. le maréchal Gérard, les généraux Pajol et Dariule, M. le préfet de police, les aides de camp et officiers d'ordonnance de Sa Majesté et des princes, les médecins qui avaient donné leurs soins au prince, et d'autres personnes de la maison du roi, un peloton du 5$^{me}$ dragon et des gendarmes de la Seine fermaient ce funèbre cortège. Nous traversâmes le parc de Neuilly dans toute sa longueur, et arrivés à la chapelle du château qui est à gauche de la cour, le cortège y entra avec le corps qui y fut déposé au milieu. Les cierges furent allumés, M. le curé de Neuilly récita quelques prières, et toute la famille royale se retira ; le roi seul resta encore quelque temps, et parut donner quelques ordres aux ministres qui l'entouraient. Car le roi avait compris que, quelque place que tiennent dans l'ame les sentiments qui font la base des vertus privées et du bonheur domestique, et quelque prix qu'on attache à ce bonheur, on en doit le sacrifice au pays dont on est le représentant, et qui nous a confié ses destinées. Sublime héroïsme, digne des temps antiques et de l'admiration de la France !

A six heures, tout était terminé ; nous avions accompli notre mission, et, le cœur plein de ce tableau qui jamais pour nous ne peut s'effacer, nous regagnâmes Paris, triste et affligé, encore sous le poids douloureux de ces émotions qui nous avaient si fortement remué.



Paris. Imp. de Félix Locquin, rue N.-D.-des-Victoires, 16.

www.ingramcontent.com/pod-product-compliance
Ingram Content Group UK Ltd.
Pitfield, Milton Keynes, MK11 3LW, UK
UKHW020414250726
13967UKWH00006B/2633